CURA BÍBLICA
PARA LA

PRESIÓN
ALTA

DON COLBERT, Dr. en Med.

C A S A
CREACIÓN

La cura bíblica para la presión alta
por Don Colbert, Dr. en Med.
Publicado por Casa Creación
Una división de Strang Communications Company
600 Rinehart Road
Lake Mary, Florida 32746
www.casacreacion.com

A menos que se indique lo contrario, todos los textos bíblicos han sido tomados de la versión Reina-Valera de 1960

La intención de este libro no es proveer ayuda médica o tomar el lugar de consejos médicos o tratamiento de su médico personal. Se aconseja a los lectores que consulten con sus doctores, u otros profesionales certificados de la salud, sobre el tratamiento de sus problemas médicos. Ni el autor ni los editores asumen ninguna responsabilidad por posibles consecuencias de algún tratamiento, acción o aplicación de medicinas, suplementos, hierbas, o preparación alguna, que lea, o siga la información en este libro. Si los lectores están tomando medicinas recetadas, deben consultar con sus médicos y no dejar de tomarlas para comenzar el uso de suplementos sin la debida supervisión de un doctor.

(año) 02 03 04 05 06 ❖ 8 7 6 5 4 3 2 1 (edición)

Descubra la fuerza para vencer la presión alta

L a intención de Dios es impedir que la presión arterial alta debilite su cuerpo y mine su salud. Él promete reforzar grandemente su vida en todas las maneras posibles. La Biblia dice, "Temible eres, oh Dios, desde tus santuarios; El Dios de Israel, él da fuerza y vigor a su pueblo. Bendito sea Dios", (Salmo 68:35).

¿Tiene usted presión alta? Esta condición puede ser un silente y peligroso enemigo. Pero Dios promete dar fuerza a su corazón. Su Palabra dice, "Mi carne y mi corazón desfallecen; Más la roca de mi corazón y mi porción es Dios para siempre", (Salmo 73:26).

Si usted ha sido diagnosticado con una presión sanguínea, o presión arterial, muy alta, tengo buenas noticias para usted. No tendrá que enfrentarla solo(a). Dios ha prometido caminar con usted hasta vencerla. Él le sacará del problema, ¡y con Su ayuda todopoderosa usted se sobrepondrá!

Una peligrosa epidemia de presión alta

Las estadísticas son alarmantes. América está sufriendo una epidemia de presión arterial alta. La presión alta-o hipertensión-impacta la vida de cerca de 50 millones de adultos norteamericanos. Esto significa que aproximadamente una de cada cuatro personas, o uno de cada tres adultos, tiene la presión sanguínea alta en este país. El impacto de esto es alarmante. Las enfermedades cardiovasculares le quitan la vida a más de un millón de norteamericanos anualmente. Cerca de la mitad de todos los norteamericanos morirán de alguna forma de enfermedad cardiovascular. Y la presión sanguínea alta es una de las principales causas de esas muertes.

Esta asesina es extremadamente silente. La mayoría de las personas nunca experimentan síntoma alguno hasta que la enfermedad está avanzada. ¡Así que cerca de la tercera parte de quienes la tienen, no saben que la tienen!

La presión arterial alta triplica el riesgo de sufrir un ataque al corazón. También aumenta las probabilidades de sufrir un derrame cerebral o apoplejía. Cerca de un 70% de las víctimas de éstos tienen hipertensión. Esta condición es la tercera causa de muertes en el país, y es la causa número uno de incapacidad a largo plazo.

Entre otros peligros, la presión arterial alta también puede producir pérdida de la memoria, demencia y hasta la enfermedad de Alzheimer. La hipertensión también causa daños en los riñones y conduce a fallos renales.

Se destaca un método nuevo

Con la ayuda de la inspiradora y práctica sabiduría contenida en este librito de cura bíblica, usted no tendrá que sufrir de presión alta. Usted puede reducir la presión alta a través del poder de una buena nutrición, estilos de vida saludables, ejercicio, vitaminas y suplementos, y más importante que todo, a través del poder de una Fe dinámica. Usted no tiene que experimentar las debilitantes consecuencias de la presión alta. ¡Con la Gracia de Dios, buena salud y alegría le esperan al final de sus días!

Según lea este libro, prepárese a ganarle la batalla a la presión alta. Este librito de cura bíblica está lleno de pasos prácticos, esperanza, aliento y valiosa información sobre como desarrollar un estilo de vida saludable.

En este libro, usted descubrirá:

*El divino plan de salud de Dios
para el cuerpo, alma y espíritu
a través de la medicina moderna,
buena nutrición
y el poder medicinal
de las Escrituras y la oración.*

Usted también descubrirá en este libro motivadores textos bíblicos que le darán fortaleza y valor.

Según lea, aplique y confíe en las promesas de Dios, descubrirá también poderosas oraciones de cura bíblica que le ayudarán a alinear sus pensamientos y sentimientos con el plan divino de salud que Dios tiene para usted—un plan que incluye vivir victoriosamente. En este libro de cura bíblica, usted encontrará poderosos conocimientos en los siguientes capítulos:

Usted puede, con toda confianza, tomar los pasos naturales y espirituales delineados en este libro para combatir y derrotar la presión arterial alta permanentemente. Oraré para que estas sugerencias prácticas de salud, nutrición y ejercicios, traigan entereza a su cuerpo, alma y espíritu. Espero que ellas profundicen su relación con Dios y fortalezcan su habilidad para adorarle y servirle sólo a Él.

—Don Colbert, Dr. en Med.

UNA ORACIÓN DE CURA BÍBLICA PARA USTED

Amado Dios, gracias te doy por la promesa de tu fuerza. Te pido me hagas apto para recibir toda la sabiduría, fortaleza y poder que tú tienes para mí. Reconozco mi necesidad de ti. Tú creaste mi cuerpo y mi mente, y sin tu gran poder y maravillosa sabiduría, estaría perdido. Pero con tu ayuda, sé que me sobrepondré. Amén.

Capítulo 1

Desarrollando fuerza a través del entendimiento

¿Es usted una persona conocedora sobre la presión sanguínea alta? La Biblia dice, "Sabiduría ante todo; adquiere sabiduría; Y sobre todas tus posesiones adquiere inteligencia", (Proverbios 4:7).

Según la Palabra de Dios, convertirse en una persona sabia y conocedora es una de las cosas más importantes que usted puede hacer. Los beneficios de esto para su salud y bienestar son inmesurables.

La ignorancia nunca lo protege a usted. La Biblia dice que lo opuesto es realmente cierto: "Te preservará la inteligencia", (Proverbios 2:11). Las estadísticas sobre la presión sanguínea alta pueden resultarle asombrosas a usted. Pero con sabiduría y entendimiento , usted nunca tendrá que ser una de las estadísticas. Demos una mirada con atención a la presión sanguínea alta para obtener un mayor entendimiento y sabiduría sobre ella.

¿Qué tan alta es muy alta?

Usted puede estar preguntándose, *¿Qué tan alta*

tiene que estar mi presión sanguínea para considerase peligrosa?

> Pero los que esperan a Jehová tendrán nuevas fuerzas; levantarán alas como las águilas; correrán, y no se cansarán; caminarán, y no se fatigarán.
> —*Isaías 40:31*

Si su presión es mayor de 140 sobre 90, es muy alta. Pero, cuidado; usted no puede determinar que tiene la presión alta basándose en sólo una lectura elevada. Eso es solamente posible si usted tiene una lectura 'que se salgan del medidor', como una extremadamente alta lectura de presión sistólica de 210 y una lectura diastólica de 120, o más.

De lo contrario, usted debe regresar a la consulta de su médico en tres diferentes visitas. En cada visita, su presión sanguínea debe ser medida por lo menos dos veces, una o más lecturas en cada brazo. Eche una mirada a la siguiente tabla para evaluar donde está la suya. Estos números proceden del Comité Conjunto para la Prevención, Detección, Evaluación y Tratamiento de la Alta Presión Sanguínea.

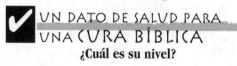

UN DATO DE SALUD PARA UNA CURA BÍBLICA
¿Cuál es su nivel?

Usted tiene presión sanguínea alta si su medida sistólica es mayor de 140 y su medida diastólica es mayor de 90.

Nivel uno, o hipertensión suave, lee:

- Sistólica, entre 140 a 159
- Diastólica, entre 90 a 99

Nivel dos, o hipertensión moderada, lee:
- Sistólica, entre 160 a 179
- Diastólica, entre 100 a 109

Nivel tres, o hipertensión severa, lee:
- Sistólica, mayor de 180
- Diastólica, mayor de 110

Algunos consejos

Su presión arterial sube y baja con facilidad durante el día. Para asegurarse de una lectura correcta, aquí tiene algunos consejos:

- No beba café ni bebidas cafeínadas por lo menos treinta minutos antes de tomarse la presión.

- No fume ni beba alcohol por lo menos treinta minutos antes de tomarse la presión.

- Permanezca sentado tranquilo por varios minutos antes de tomarse la presión.

- Hablar puede subirle la presión, así que no hable mientras se la toma.

Estos son algunos otros factores que pueden influenciar su presión arterial:

- Dieta
- El ambiente

- Actividad física
- Medicinas
- Alteraciones emocionales
- Tensión nerviosa

Tome la lectura de su presión en la casa y lleve un libro de anotaciones con las lecturas.

Su increíble sistema cardiovascular

Su cuerpo es una creación maravillosa, y su sistema cardiovascular es un increíble producto del genio creativo de Dios. La Biblia dice, "Porque tú formaste mis entrañas; tú me hiciste en el vientre de mi madre. Te alabaré; porque formidables, maravillosas son tus obras; estoy maravillado, y mi alma lo sabe muy bien", (Salmo 139:13-14).

> Él da esfuerzo al cansado, y multiplica las fuerzas al que no tiene ningunas.
> — *Isaías 40:29*

Sólo el genio de un asombroso y divino Creador puede haberlo creado a usted. Miremos de cerca el maravilloso sistema de vasos sanguíneos y células que componen su sistema cardiovascular.

Su sistema cardiovascular está compuesto del corazón y los conductos sanguíneos. Con cada latido del corazón, sale sangre del ventrículo izquierdo hacia la aorta, que es una arteria muy grande que luego transporta la sangre por todo el cuerpo. El corazón es la bomba y las arterias las tuberías que circulan la sangre.

En Deuteronomio 12:23, la Biblia dice que nuestra

vida está en la sangre, y es realmente cierto. Su sangre lleva oxígeno y nutrientes esenciales, que incluyen vitaminas, minerales, proteínas, grasas esenciales, azúcares y hormonas, a todas las células en su cuerpo. Y la sangre también remueve los desechos. La sangre regresa entonces al corazón a través de otros conductos sanguíneos, las venas. De ahí, se envía a los pulmones a recibir una nueva carga de oxígeno. Y el proceso se vuelve a repetir.

El pulso promedio, que es la velocidad de contracciones del corazón, es aproximadamente de setenta latidos por minuto. El corazón nunca descansa. Tiene que trabajar sin descanso día y noche. Late cerca de cuatro mil doscientas veces en una hora y más de cien mil veces en un día, que es más de treinta y siete millones de veces al año. Cuando su presión sanguínea es normal, esto no le causa 'estrés' al corazón. Pero si su presión sanguínea es alta, su corazón debe trabajar más duro para bombear la sangre.

Con cada latido de mi corazón

Si su corazón tiene que trabajar más fuerte con cada latido, con el tiempo se volverá cada vez más grande. Es igual que ejercitarse en un gimnasio. Cuando usted levanta pesas, sus músculos se abultan y se vuelven más grandes. Cuando el corazón tiene que trabajar más fuertemente, él también crece.

Eso puede ser bueno para sus bíceps, pero es malo para su corazón. Cuando el tamaño del corazón crece, puede causar hipertrofia del ventrículo izquierdo. Permítame explicarle. Según su corazón crece, necesita más sangre para alimentarlo. Pero si usted tiene la presión alta, su corazón no recibe el aumento en flujo de sangre que necesita porque la presión alta también causa que los conductos sanguíneos se estrechen. Eso reduce la alimentación sanguínea a su corazón.

Por eso la alta presión sanguínea lo pone a usted en mayor riesgo de sufrir un ataque del corazón y una muerte súbita. Al corazón agrandarse, también se debilita ya que no tiene la fuerza para bombear con efectividad contra la presión sanguínea más elevada. Usted puede eventualmente desarrollar un fallo cardíaco congestivo, en el cuál el corazón se debilita tanto que los fluidos comienzan a acumularse en las piernas y los pulmones.

Creando caos en sus arterias

La presión sanguínea alta también daña las arterias. Las arterias saludables son muy flexibles y elásticas, pero la presión alta puede ir causando su endurecimiento, o arterioesclerosis.

Esto trabaja así, con la presión alta, las paredes de las arterias se vuelven duras y rígidas.

La presión alta, o hipertensión, también causa arterioesclerosis. En la arterioesclerosis, la pared interior de la arteria es lastimada, usualmente por la mayor presión. A la lesión comienzan a adherírsele plaquetas, y depósitos grasosos comienzan a reunirse en el lugar. Según se acumulan, forman placa, que eventualmente se endurece.

El acumulamiento de placa puede disminuir el flujo sanguíneo aún más. Si el conducto sanguíneo afectado está en el corazón, puede causar un ataque al corazón. Si está en el cerebro, a un derrame o bloqueo cerebral.

Una continua presión sanguínea alta puede debilitar los conductos, causando aneurismas. Un aneurisma es un debilitamiento o 'aglobamiento' en la pared de una arteria. El aneurisma puede romperse, causando que la persona se desangre y muera. Las áreas más comunes donde ocurren aneurismas son en una arteria en el cerebro y en la aorta abdominal.

> Temible eres, oh Dios,
> desde tus santuarios;
> El Dios de Israel,
> él da fuerza y vigor
> a su pueblo.
> — *Salmo 68:35*

Causas de hipertensión

Hay dos tipos principales de alta presión sanguínea: hipertensión esencial y la secundaria. Cerca de un 95% de pacientes con hipertensión tiene hipertensión esencial. Mi opinión es que la mayoría de los casos de hipertensión esencial son causados por el estilo de vida, obesidad, estrés excesivo y deficiencias nutricionales. La hipertensión secundaria es usualmente causada por enfermedades del riñón, medicamentos y drogas (como las pastillas anticonceptivas y la cocaína), y desordenes adrenales. Este tipo, sin embargo, es raro y afecta sólo a un 5% de las personas con hipertensión.

¿Está usted en riesgo?

Aunque la causa actual de la alta presión sanguínea es desconocida, hay factores de riesgo que pueden aumentar dramáticamente las probabilidades de desarrollarla. Usted tiene un gran control sobre algunos de esos factores, pero no de todos. Una lista de ellos sigue a continuación.

Factores de riesgo que usted no controla

Su historial de familia

Si ambos de sus padres padecían de hipertensión, hay un 60% de probabilidades que usted la desarrolle. Si sólo uno de ellos la padecía, todavía usted tiene un 25% de probabilidades de tenerla.

Su sexo

Los hombres son más propensos a desarrollarla antes de los 50 años. Sin embargo, después de los 50, es más común en las mujeres.

Su edad

Según usted envejece, aumenta su riesgo de padecer de hipertensión.

Causas secundarias de hipertensión

La hipertensión secundaria puede ser curada la

mayoría de las veces. Las causas secundarias incluyen enfermedades renales como quistes y estenosis de la arteria renal, que es un estrechamiento de las arterias que suplen sangre al riñón.

Ya que la mayoría de casos de hipertensión caen bajo la categoría de hipertensión esencial; nos enfocaremos en modificar los factores de riesgo que podemos controlar.

Esta es una lista de los principales factores de riesgo:

- Obesidad
- Inactividad
- Estrés
- Estilo de vida
- Alcohol
- Fumar
- Nutrición

Modificando estos factores de riesgo, usted puede llegar a controlar la mayoría de los casos de hipertensión suave y moderada. Antes de comenzar a hacer los cambios, es muy importante recibir un examen físico completo que incluya pruebas de sangre, orina y un EKG. Asegúrese que su médico descarte cualquier causa secundaria de hipertensión.

Conclusión

Confío que usted haya recibido un poquito de conocimiento y entendimiento de lo que es la alta presión arterial y por qué usted, o un ser querido, la tienen. A la luz de estos hechos médicos, su meta debe ser aprovechar la riqueza de la sabiduría en la Palabra de Dios y en el entendimiento médico con que Dios nos ha bendecido. Más importante aún, le insto a que se apoye en el poder curativo de Jesús, el que adquirió para usted a través de Sus propios sufrimientos.

UNA ORACIÓN DE CURA BÍBLICA PARA USTED

Amado Dios, gracias por suplir sabiduría y entendimiento a mi vida. Contigo a mi lado, sé que no soy una estadística más. Gracias te doy por Tu amor y bendiciones a mi vida. Te pido ayuda para desarrollar un nuevo estilo de vida que libere a mi destino de las consecuencias negativas de la alta presión arterial. Más importante, Señor, ayúdame a entender y absorber el poder curativo de Jesucristo en mi vida. Amén.

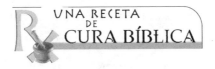

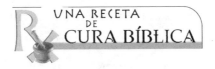UNA RECETA
DE
CURA BÍBLICA

Desarrolla—Fe

"Mas él herido fue por nuestras rebeliones,
molido por nuestros pecados; el castigo de
nuestra paz fue sobre él, y por su llaga fui-
mos nosotros curados".

—Isaías 53:5

Escriba este verso e inserte su nombre en él: "Él
fue herido por las rebeliones de (el nombre suyo), Él
fue molido por los pecados de (el nombre suyo); el
castigo por la paz de (el nombre suyo) recayó sobre
Él, ¡y por Su llaga, (el nombre suyo) está curado!"

Escriba una oración personal a Cristo Jesús, agradeciéndole por cambiar su salud por el dolor de
usted. Agradézcale por recibir el poder de la enfermedad en su propio cuerpo para que Él pudiera recibir
la sanidad de usted, de la alta presión.

_____

_____

_____

_____

_____

Capítulo 2

Desarrollando fuerza a través de la nutrición

Usted es la posesión más preciada de Dios; Su favor más grande recae en usted. Usted es la niña de sus ojos. La Biblia dice, "Porque la porción de Jehová es su pueblo; Jacob la heredad que le tocó. Le halló en tierra de desierto, Y en yermo de horrible soledad; Lo trajo alrededor, lo instruyó, Lo guardó como a la niña de su ojo", (Deuteronomio 32: 9-10).

¡Qué privilegio es haber sido escogido por Dios, seleccionado por Él como el objeto de Su amor, Su especial atención, Su protección y Su orientación! Usted no es una estadística destinada a sufrir los efectos de la alta presión arterial. El amor y cuidado especial de Dios para usted incluyen impartirle conocimientos y poder de sanidad para ayudarle a sobreponerse a la hipertensión. Ese conocimiento incluye soluciones nutricionales naturales que pueden hacer retroceder la alta presión. Démosle una mirada.

¿Qué le trata de decir la pesa de su baño?

¿Cuánto tiempo hace desde que usted se pesó y se sintió bien con los resultados? Estar sobrepeso puede duplicar su riesgo de desarrollar alta presión. De hecho, los individuos obesos tienen de dos a seis veces más hipertensión que los de peso normal. Por eso la obesidad es el factor de riesgo más importante relacionado a la hipertensión.

> Porque me han rodeado males sin número; Me han alcanzado mis maldades, y no puedo levantar la vista.
> —*Salmo 40:12*

Cada libra de grasa en su cuerpo necesita kilómetros de vasos sanguíneos que la suplan de oxígeno y nutrientes. Muchos vasos y mucha sangre aumentan la resistencia dentro de los conductos. Esto le añade mayor presión a las paredes arteriales, subiendo la presión sanguínea. Usualmente hay una relación directa entre su peso y la alta presión. Según aumenta su peso, usualmente su presión sanguínea también aumenta.

¿Cuán gordo es obeso?

La obesidad se define como estar un 20% por encima de su peso ideal o tener un índice de masa corporal (BMI, en inglés) de 30 o más. El índice de masa corporal es una formula que usa su peso y estatura para determinar si su peso es normal, sobrepeso u obeso. Un BMI de 19-24 es saludable. Un BMI de 25-29 es sobrepeso, y un BMI de 30 o más, es obesidad.

De acuerdo a cifras gubernamentales, una tercera parte de los adultos están sobrepeso y casi un 25% son obesos. La obesidad no sólo aumenta su riesgo de tener presión alta, también aumenta su riesgo de diabetes, enfermedades del corazón, derrames y hasta de cáncer.

> Irán de poder en poder; Verán a Dios en Sión.
> —*Salmo 84:7*

La hipertensión es tres veces más común entre pacientes obesos (con un BMI mayor de 30) que en pacientes de peso normal. En más de un 70% de pacientes con hipertensión, ella está relacionada directamente con la obesidad.

Mire la gráfica del índice de masa corporal en la siguiente sección para determinar en cuál categoría — normal, sobrepeso, u obeso — cae usted.

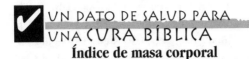
Índice de masa corporal

Obviamente, mucha grasa en el cuerpo es una
señal de advertencia. Usted puede medir su grasa corporal. Trace una línea desde su peso (columna
izquierda) a su estatura (columna derecha). La
columna del centro es su índice de masa corporal.
¿Está en la categoría saludable?

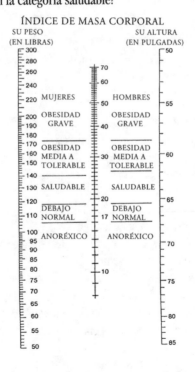

ÍNDICE DE MASA CORPORAL

23

Perder peso y alcanzar un índice saludable puede salvar su vida. En adición a vencer la presión alta, le hará sentirse mejor otra vez sobre usted mismo. Piense qué maravilloso sería volver a ponerse esa ropa que lleva tanto tiempo en el fondo del ropero.

Para aprender más sobre cómo derrotar la obesidad, lea mi libro La cura bíblica para perder peso y ganar músculo.

¿A cuál fruta se parece la forma de su cuerpo?

Cuando se trata de alta presión sanguínea no sólo es importante entender si usted está sobrepeso, pero también entender cómo está usted sobrepeso. Me explico.

Forma de manzana

¿Dónde está localizado su exceso de grasa? Esto es sumamente importante cuando se trata de alta presión. ¿Tiene usted unas cuantas 'llantas' en su abdomen, cintura o espalda? Si usted es una persona con obesidad abdominal, u obesidad central, usted está considerado "forma de manzana".

Si su forma es de manzana, usted tiene muchas más probabilidades de desarrollar alta presión, diabetes, derrames y enfermedades de las arterias coronarias. La razón es ésta: Cuando la grasa está mayormente en su abdomen, tiende a acumularse en sus arterias, lo que conduce a enfermedades vasculares.

He aquí como determinar si usted tiene forma de manzana. Sencillamente mida la parte más estrecha alrededor de su cintura y la parte más ancha alrededor de sus caderas. Divida la medida de su cintura entre la medida de sus caderas. Si el número es mayor de 0.95 en los hombres, o mayor de 0.8 en las mujeres, usted tiene forma de manzana.

Forma de pera

Si su exceso de grasa está almacenado en sus muslos, caderas y nalgas, usted tiene "forma de pera". Esta forma no es tan peligrosa como la obesidad con forma de manzana.

Obesidad con forma de manzana

Muchos pacientes con obesidad en forma de manzana tienden a ser resistentes a la insulina. La resistencia a la insulina está presente en cerca de la mitad de aquellos con alta presión sanguínea.

Cuando usted es resistente a la insulina, sus células no responden adecuadamente a ésta. Cuando usted come algo con mucha azúcar o almidones procesados, estas azúcares y almidones se descomponen en glucosa, que entonces es absorbida por la sangre. La glucosa impulsa al páncreas a segregar insulina. La insulina entonces hace que la glucosa y otros nutrientes entren a las células. Cuando esto sucede, los niveles de glucosa en la sangre bajan, lo que indica al páncreas que deje de segregar insulina.

Pero en muchos pacientes obesos esos receptores de insulina en las células no trabajan bien. Por ello, la suficiente cantidad de glucosa y nutrientes no llegan a éstas, lo que causa que la glucosa permanezca en la sangre. Los altos niveles de glucosa en la sangre obligan al páncreas a continuar segregando insulina. Ahora los niveles altos son tanto de glucosa como de insulina. Con el tiempo, esta situación conduce a la Diabetes Tipo 2.

Según aumentan los niveles de glucosa e insulina en la sangre, los depósitos de grasa en el abdomen tienden a romperse y

> Bendito sea Jehová, mi roca, Quien adiestra mis manos para la batalla.
> —*Salmo 144:1*

acumularse en las arterias. Esto usualmente crea niveles elevados de colesterol y triglicéridos.

La "X" marca el punto

El peor de todos los escenarios posibles de alta presión sanguínea se identifica con una "X". Cuando usted tiene obesidad en forma de manzana, presión alta y una tolerancia anormal de glucosa combinada con niveles altos de glucosa, colesterol y triglicéridos, se dice que tiene el "Síndrome X".

Los individuos con estos síntomas usualmente tienen un bajo colesterol HDL y un nivel alto de ácido úrico. Los pacientes con Síndrome X tienen un alto riesgo de desarrollar tanto enfermedades del corazón como de diabetes Tipo 2.

La mitad de aquellos con hipertensión también

padecen de resistencia a la insulina, y muchas personas con presión alta son también casos de Síndrome X. Aproximadamente un 25% de los norteamericanos tienen algún grado de Síndrome X. Usted puede ver que es de importancia vital modificar su dieta, empezar un programa de ejercicios y perder peso antes de que usted desarrolle diabetes o una enfermedad cardiovascular.

Previniendo la resistencia a la insulina

Para prevenir la resistencia a la insulina y el Síndrome X, escoja una dieta de alimentos glicémicamente bajos. Estos son alimentos que sueltan lentamente la glucosa en su torrente sanguíneo. Eso causa que bajen sus niveles insulínicos.

El índice glicémico de un alimento se refiere sencillamente a la velocidad con que aumenta la glucosa en la sangre después que un alimento determinado es ingerido.

Las comidas glicémicamente altas causan una elevación súbita en la sangre, tanto de azúcar como de insulina, lo que puede causar resistencia a la insulina, presión alta, obesidad y diabetes.

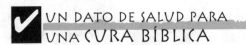
UN DATO DE SALUD PARA
UNA CURA BÍBLICA

Índice glicémico de alimentos

EXTREMADAMENTE ALTO (MAYOR DE 100)

Hojuelas de maíz
Mijo
Papa, asada, instantánea
Miel

Arroz, instantáneo, "inflado"
Pan, Francés
Zanahorias, cocidas

STANDARD GLICÉMICO = 100 %

Pan, blanco

ALTO (80 – 100)

Pan, rye, trigo,
  grano completo

"Grape Nuts"
Muesli
"Crispbread"
Maíz, dulce
Papa, parrilla, majada
Albaricoques
Banana (plátanos)
Mango
Pastelería

Galletas
Trigo desmenuzado
  ('shredded')
Tortillas, maíz
Arroz, oscuro, blanco
Pasas
Papaya
Dulces de barra
Galletas dulces
Helado, bajo en grasa
Hojuelas fritas de maíz

MODERADAMENTE ALTO (60 - 80)

Trigo Integral
Pan, rye, pumpernickel
Macarrones, blancos
Batata Yam
Habichuelas verdes

Frijoles horneados (lata)

"All Bran"
Bulgur
Espaguetis, blancos, oscuros
Batata boniato
Habichuelas verdes
  (congeladas)
Frijoles habas (lata)

28

Cocktail de frutas	Jugo de toronja
Jugo de naranja	Jugo de piña
Peras (lata)	Uvas
Galletitas de avena	Papitas fritas (hojuelas)
Bizcocho (torta) tipo esponja	

MODERADO (40 – 60)

Frijoles blancos	Sopa de Tomate
Habichuelas verdes, secas	Frijoles Lima
Frijoles 'Butter'	Garbanzos
Frijoles Rojos	Frijoles "Ojito"
Frijoles Negros	Jugo de Manzana
Naranja	Manzana
Peras	Leche
Yogurt	

BAJO (MENOS DE 40)

Cebada	Frijol de soya
Lentejas rojas	Ciruelas
Melocotón, durazno	Maní
Fructosa	

Los carbohidratos complejos encontrados en los vegetales, granos enteros y legumbres no tienen un índice glicémico alto, y contienen fibra. La fibra resta velocidad al ingreso de la insulina en la sangre. Así que evite comer pan blanco, arroz blanco, bagels, galletas, galletitas dulces y mucha pasta.

Prefiera comer pan de trigo brotado (pan de Ezekiel) y pan de trigo grano-entero. La avena cocinada a fuego lento tiene un índice glicémico bajo. Escoger alimentos con índice glicémico bajo le hará

perder peso, lo que a su vez reducirá su presión sanguínea.

Libérese de las grasas dañinas

Si su dieta es alta en grasas, probablemente contri-
buirá a una presión arterial alta. Pero no todas las
grasas son malas. De hecho, algunas son muy buenas
para usted. Las grasas saturadas son grasas malas que
contribuyen a una presión alta. Estas se encuentran
principalmente en los siguientes alimentos:

- Cortes de carnes grasosas como de res, cerdo,
  jamón, ternera y cordero
- Huevos
- Productos de leche completa como mantequi-
  lla, queso, leche completa y crema
- Aceites como el de coco, semilla de palma, y
  manteca vegetal

Consejos para escoger
alimentos más sanos

Cuando vaya a escoger carnes, escoja los cortes sin
grasa como el filete o el lomillo. Asegúrese que son de
reses alimentadas sueltas. En el pollo y el pavo, corte y
quite la piel. Cocine la carne al horno o parrilla, y
evite todos los alimentos fritos.

Escoja productos lácteos bajos en grasa, como
leche desnatada, quesos de esa leche y yogur bajo en
grasa. Coma un huevo sólo unas pocas veces a la
semana.

Los peligros de las grasas hidrogenadas

Las grasas más peligrosas son posiblemente las hidrogenadas. Las grasas hidrogenadas, como la manteca y la margarina, contribuyen grandemente a las enfermedades cardíacas.

Estas peligrosas grasas suben los niveles de colesterol y son altas en ácidos transgrasos. La mayoría de los aceites vegetales no saturados como el de maíz, aceite de soya y de girasol, son hidrogenados parcialmente para alargar su vida en los estantes. La manteca vegetal y la margarina son las grasas más hidrogenadas. Los alimentos parcialmente hidrogenados incluyen las papitas, 'chips' de maíz, galletas, galletitas dulces, tortas y bizcochos, pastelería, aderezos de ensalada y la mayoría de comidas congeladas.

Encontrando grasas buenas

Las grasas buenas pueden realmente ayudar a protegerle de enfermedades cardíacas e hipertensión. Las grasas buenas son esencialmente ácidos grasos llamados Omega-3 y Omega-6.

Los ácidos grasos Omega-6 se encuentran en los granos, aceites vegetales y nueces. La mayoría de los norteamericanos comen suficiente de ellos. Prefiera el aceite vegetal prensado en frío de las tiendas de alimentos de salud en lugar del aceite procesado de las tiendas en cadena y mercados.

Por otro lado, muchos norteamericanos son deficientes en ácidos grasos Omega-3 que se encuentran en el aceite de linaza y en peces de agua fría, como el salmón, arenque, macarela, halibut, atún y sardinas.

El milagro de los grasos Omega-3

Los ácidos grasos Omega-3 trabajan en su cuerpo para ayudar a regular la presión arterial. Ellos también ayudan a evitar que las plaquetas se peguen unas a otras, previniendo los coágulos de sangre. Los ácidos grasos Omega-3 también ayudan a reducir los niveles de triglicéridos y colesterol.

Su receta

Coma por lo menos 4 onzas de pescado de agua fría, como el salmón o la macarela, tres veces a la semana. O tome una cápsula de 1000 miligramos de aceite de pescado, dos veces al día, o 1 cucharada diaria de aceite de linaza, o dos cápsulas de ésta con cada comida.

Las grasas monosaturadas son también muy saludables. Ellas incluyen el aceite de oliva extra virgen, las almendras, el aceite de canola y los aguacates.

Una dieta que rompe la hipertensión

Escoja una dieta con las siguientes características:

- Muchas frutas y vegetales
- Baja en grasas malas (grasas saturadas e hidrogenadas)
- Alta en grasas protectoras (aceite de pescado y de linaza)

- Alimentos con un índice glicémico bajo

Esta dieta lo ayudará a bajar su presión sanguínea y hasta lo ayudará a bajar de peso.

Conclusión

Cambiando la manera en que usted come puede
ser la cosa más difícil que usted haga. Pero no está
sólo. Nunca olvide que usted podrá tener un cuerpo
en forma de manzana, pero usted sigue siendo la niña
de los ojos de Dios. El está listo y dispuesto a darle la
ayuda que usted necesita para vivir una vida más sana,
más llena de dicha. Decida tomarle a Él su Palabra.
¡No se arrepentirá!

> Mi fortaleza y mi cántico
> es JAH, Y él me ha sido
> por salvación.
> —*Salmo 118:14*

UNA ORACIÓN DE CURA BÍBLICA
PARA USTED

Amado Jesús, he tomado ahora la decisión de creer tu Palabra. Puede que yo no entienda cómo, pero tu Palabra dice que tú me amas profundamente, y que a pesar de mis debilidades e imperfecciones, todavía soy la niña de tu ojo. Con tu ayuda día tras día, cambiaré mis hábitos de alimentación a unos que te honren a ti y protejan mi salud. En el nombre de Jesús. Amén.

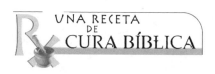

UNA RECETA DE CURA BÍBLICA

Mantenga un diario de comidas

Fecha/ Peso	Desayuno	Almuerzo	Cena
/			
/			
/			
/			
/			
/			
/			
/			
/			
/			
/			
/			

Haga todas las copias que necesite

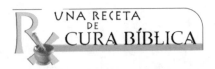

UNA RECETA
DE
CURA BÍBLICA

Mantenga un diario de comidas

Fecha/Peso	Merienda	Cena	Merienda nocturna
/			
/			
/			
/			
/			
/			
/			
/			
/			
/			
/			
/			
/			

Haga todas las copias que necesite

Capítulo 3

Desarrollando fuerza a través del ejercicio y cambios de estilo de vida

Aunque usted no se dé cuenta, usted es un personaje muy privilegiado. Dios no sólo lo ve a usted como objeto de Su amor, sino que también lo creó como objeto de Su especial atención. Aquí hay otro versículo de la Biblia que habla de usted como especialmente escogido por Dios: "Porque así ha dicho Jehová de los ejércitos: Tras la gloria me enviará él a las naciones que os despojaron; porque el que os toca, toca a la niña de su ojo", (Zacarías 2:8).

¡Qué privilegio más maravilloso es reconocer y saber de Su sorprendente amor e increíble atención! Él lo creó a usted para que sea realmente único. Y no sólo Él le dio la gracia de la vida sino que bendijo su vida con un propósito. Él lo ayudará a entender y recibir el destino que tiene para usted.

Aunque las enfermedades como la hipertensión pueden tratar de interferir en su destino, es también la voluntad de Dios ayudarle a sobreponerse.

Desarrollar un estilo de vida más saludable le ayudará, y ejercitarse regularmente, un remedio natural contra la presión alta, es una parte importante de ese estilo de vida. Examinemos el papel del ejercicio y los cambios de estilo de vida en ayudarle a usted a vivir el destino de favores que Dios tiene para usted.

Cambiando la manera en que usted piensa sobre el ejercicio

El Colegio Norteamericano de Medicina Deportiva reporta que menos del 10% de los norteamericanos se ejercitan al nivel recomendado y que tantos como un 30% no se ejercitan de ninguna manera. [1]

El ejercicio aeróbico hecho regularmente puede bajar su presión arterial tanto como los medicamentos. Es una alternativa poderosa y saludable. ¿Por qué arriesgarse a los efectos secundarios de las medicinas antihipertensivas? ¿Por qué no empezar un programa de ejercicios y ver bajar su presión?

Quizás usted no haya tenido actividad en mucho tiempo y teme el pensar en unirse a una clase de aeróbicos o en trotar. No trate de cambiar todo su estilo de vida y sus pensamientos a la vez. En lugar de pensar en convertirse en un corredor de maratones de la noche a la mañana, ¿por qué no decidir dar un pequeño paso cada vez? Le tomó un largo tiempo desarrollar sus hábitos sedentarios, y le puede tomar algún tiempo el que usted se reentrene.

> El gozo de Jehová es vuestra fuerza.
> —*Nehemías 8:10*

Decídase a empezar desde hoy a estacionar su auto más lejos y caminar más. Ese es un paso fácil. En un par de días, comience a dar otros pasos en la mañana. Antes que acabe la semana, comience a dar pasos nuevos también a la hora de almuerzo. Tomando decisiones pequeñas y dando pasos pequeños que conduzcan a pasos mayores, usted se volverá una persona activa antes de lo que piensa.

Los beneficios del ejercicio

Una actividad física moderada como el caminar aceleradamente pueden bajar la presión de diferentes maneras. Primero que nada, la actividad física regular hace más fuerte al corazón para que pueda bombear más sangre con menor esfuerzo. Como el corazón no trabaja con tanta fuerza para el bombeo, se ejerce menor presión en las arterias, lo que baja la presión sanguínea.

El ejercicio regular también estabiliza los niveles de azúcar en la sangre, lo que mejora la sensibilidad a la insulina. La resistencia a la insulina es un factor subyacente para cerca de la mitad de personas con hipertensión.

Usted aumenta la musculatura y pierde grasa cuando se ejercita regularmente. Esto también disminuye el estrés y la ansiedad y mejora el dormir de noche. El ejercicio causa que sus niveles de colesterol bueno, o HDL, aumenten. Ello reduce significativamente el riesgo de

> Cuando la sabiduría entrare en tu corazón, Y la ciencia fuere grata a tu alma.
> —*Proverbios 2:10*

arterioesclerosis e hipertensión.

El Reporte del Cirujano General sobre la Actividad Física y la Salud establece que, "Una actividad física regular previene o demora el desarrollo de alta presión sanguínea, y el ejercicio reduce la presión en personas con hipertensión." [2]

Es importante continuar ejercitándose de una manera regular para mantener esos beneficios. Tan pronto usted deja de ejercitarse regularmente, su presión sanguínea vuelve a su nivel anterior.

Haciendo ejercicios

Para que la actividad sea realmente efectiva contra la alta presión, ejercítese hasta llegar a un programa aeróbico de intensidad moderada de veinte a sesenta minutos por día, de tres a cinco veces por semana.

Quiero enfatizar la importancia de empezar despacio – solo cinco o diez minutos al día, a baja intensidad. Según mejore su condición física, aumente gradualmente el tiempo e intensidad del ejercicio.

En 1995, la Asociación Americana del Corazón y el Colegio Americano de Medicina Deportiva emitieron nuevas guías para la actividad física. Las nuevas guías ponen mayor énfasis en la actividad que en la intensidad debido a estudios que encontraron que los ejercicios menos vigorosos, son también efectivos. [3]

Vea a su doctor

Si usted tiene múltiples factores de riesgo cardiovascular, como hipertensión, historial de fumar, colesterol alto o precedentes de familiares con problemas del corazón, yo recomiendo enfáticamente que usted reciba un examen médico y pase una prueba de resistencia física antes de empezar un programa de ejercicios.

Anualmente, alrededor de 75,000 norteamericanos sufren un ataque al corazón durante, o después de, hacer ejercicios fuertes. Generalmente, esas son personas con un estilo de vida sedentario o con factores de riesgo para un ataque al corazón. Aún después que su médico le haya dado permiso para ejercitarse, evite hacer ejercicios fuertes hasta que sus factores de riesgo cardiovascular se hayan modificado y su condición física cardiovascular haya mejorado.

Los individuos que viven en las regiones del Norte generalmente experimentan más incidentes de ataques al corazón mientras palean nieve después de una fuerte nevada. Pero si usted es joven, con hipertensión suave y se ejercita moderadamente, su riesgo de ataques al corazón es extremadamente bajo. De hecho, los investigadores han encontrado que menos de diez individuos de entre 100,000, tendrán un ataque al corazón mientras se ejercitan. Aquellos que sufren ataques son usualmente personas sedentarias con factores adicionales de riesgo de ataques, que se ejercitan demasiado fuerte para su nivel actual de condición física.

Si mientras se ejercita, usted siente el pecho apretado, dolor en el pecho o dolor bajando por el brazo izquierdo o subiendo hasta la mandíbula, latidos rápidos, mareo, o falta severa de aire, busque atención médica de inmediato. En adición, recomiendo fuertemente no ejercitarse cerca de tráfico automovilístico pesado ya que el monóxido de carbono y los contaminantes del aire pueden dañar su corazón y conductos sanguíneos.

Conclusión

Convertirse en una persona más activa no sólo bajará su presión arterial y protejará su corazón, según usted desarrolle un estilo de vida más activo y saludable, irá descubriendo otros grandes beneficios. Usted comenzará a sentirse mejor físicamente, mentalmente y emocionalmente. Usted también comenzará a verse mejor, según pierda peso y tonifique sus músculos.

Cuando empiece, recuerde que Dios está con usted para ayudarle. Susúrrele una oración a Él, pidiendo ayuda cada vez que la necesite. Él lo ayudará a mantenerse motivado y continuar. ¡Usted comenzará a sentir la felicidad y emoción de un destino que está altamente favorecido por Dios como la niña de Su ojo!

UNA ORACIÓN DE CURA BÍBLICA
PARA USTED

Querido Dios, te doy gracias por tu maravillosa bendición sobre mi vida. Gracias porque mi vida es más valiosa para ti que para mí, y porque me hayas hecho la niña de tu ojo. Gracias por planear un destino para mí que incluye la buena salud y una vida larga, productiva y bendecida. Ayúdame a empezar un nuevo estilo de vida de actividad y ejercicio regular. Ayúdame a ser fiel y disciplinado. En el nombre de Jesús, amén.

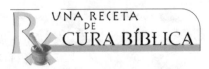
UNA RECETA
DE
CURA BÍBLICA

Marque los cambios de estilo de vida que planea hacer:

❐ Ejercitarme regularmente
Planeo empezar un programa de _____.
❐ Empezar un programa aeróbico.
❐ Comprar equipo de ejercicios para la casa.
❐ Comenzar bailes de salón o _____.
❐ Comenzar a estacionar
    mi auto lejos o _____.

Escriba su propia oración pidiendo ayuda a Dios para hacer estos cambios de estilo de vida.

_____

_____

_____

Escriba una oración de compromiso pidiendo ayuda a Dios en permanecer fiel al programa de ejercicios.

_____

_____

_____

Capítulo 4

Desarrollando fuerza a través de suplementos nutricionales

Como parte del gran amor y favor de Dios en su vida, Él ha bendecido al mundo con todo lo necesario para que usted sea saludable. La Biblia dice, "Él hace producir el heno para las bestias, Y la hierba para el servicio del hombre, Sacando el pan de la tierra", (Salmo 104:14).

Dios ha proporcionado todo lo que su cuerpo necesita para estar con salud y en buena condición. Pero muchas veces, nuestros irregulares hábitos alimenticios, pobre selección de alimentos y comidas carentes de nutrientes roban a nuestro cuerpo de los beneficios que Dios quería para él. Aún así, Dios ha provisto para nosotros, porque ha prometido suplir todas nuestras necesidades. La Biblia dice, "Mi Dios, pues, suplirá todo lo que os falta conforme a sus riquezas en gloria en Cristo Jesús", (Filipenses 4:19). Dios está muy consciente del momento y las circunstancias en que vivimos, y en Su gran amor por nosotros, provee para nuestro cuidado.

Usted puede estar pensando, ¿Pero cómo esto se

relaciona con los suplementos? ¿No son ellos hechos por el hombre? Lo son, pero el conocimiento, comprensión y los materiales, son todos suministrados por Dios. La Palabra de Dios dice, "De Jehová es la tierra y su plenitud; El mundo, y los que en él habitan", (Salmo 24:1).

Aunque muchos de los alimentos que comemos no suplen completamente los requisitos de vitaminas y minerales que nuestro cuerpo necesita, Dios ha bendecido al mundo con los conocimientos para suplir esa deficiencia. Y cuando se trata de presión sanguínea alta, los suplementos pueden hacer la gran diferencia.

Veamos algunos suplementos que son parte esencial de la cura bíblica para la alta presión.

La guerra molecular

Tomar suplementos pueden fortalecer grandemente la habilidad de su cuerpo para pelear contra los efectos devastadores de los radicales libres. Usted quizás no se dé cuenta, pero ahora mismo sus células están peleando una guerra atómica molecular. En este mismo momento, los radicales libres están bombardeando su cuerpo creando un caos molecular. Permítame explicarle.

Los radicales libres son moléculas inestables que dañan las células sanas como si fueran una metralla molecular, causando reacciones en cadena de destrucción celular. Los daños de los radicales libres también contribuyen a la hipertensión y la arterioesclerosis.

Cuando la presión alta no es tratada por un largo tiempo, sus arterias pierden pierden su elasticidad y comienzan a endurecerse. La hipertensión causa fuerzas debilitadoras que lastiman la cubierta interior de las paredes arteriales lo que causa mayor acumulación de placa. La placa se va acumulando hasta que las arterias quedan bloqueadas o usted sufre un ataque al corazón.

Por eso los antioxidantes son tan críticamente importantes. Como los cohetes 'Patriot', ellos detienen estas reacciones de los radicales libres y protegen la cubierta interna de los conductos sanguíneos contra más acumulación de placa.

Echemos una mirada a algunos de estos poderosos defensores.

Vitamina C

La vitamina C es uno de los más poderosos antioxidantes para el corazón y los conductos sanguíneos. La vitamina C ayuda a reparar el daño hecho por la hipertensión a las arterias. La vitamina C refuerza y restablece la elasticidad a los conductos sanguíneos.

Yo recomiendo de 500 a 1000 miligramos de vitamina C, preferiblemente en forma atenuada ("buffered"), tres veces al día.

Vitamina E

Este antioxidante repleto de poder puede realmente disminuir su riesgo de enfermedades cardíacas e hipertensión. Un estudio de ocho años hecho por la Universidad de Harvard entre enfermeras, encontró que el 41% de las 87,245 enfermeras que habían tomado 100 unidades de Vitamina E al día, por más de dos años, habían tenido menos ataques al corazón. Un impresionante 41% registró un menor riesgo de enfermedad cardíaca que aquellas que no tomaron el suplemento de vitamina E. [1]

Coenzima Q_{10}

La coenzima Q_{10} es un increíble antioxidante rompe-hipertensión. En dosis altas también es muy útil para aquellos con fallo cardíaco congestivo o con cardiopatía.

Normalmente yo receto 100 miligramos de coenzima Q_{10}, dos veces al día, a mis pacientes hipertensivos.

Ácido lipóico

Esta incomparable sustancia es el único antioxidante con la singular propiedad de regenerarse el mismo. No sólo puede auto reciclarse solo, también puede regenerar la vitamina E, la vitamina C y la coenzima Q_{10}. Esto significa que cuando a su cuerpo se le acaba la vitamina E, la vitamina C o la coenzima Q_{10}, el ácido lipóico puede devolverles a ellos su poder antioxidante completo.

El ácido lipóico no es sólo una poderosa ayuda contra la alta presión arterial, sino otra medida de ayuda para los niveles de azúcar y de insulina en la

sangre. Como ya vimos, estos se asocian frecuentemente con la hipertensión.

Si usted tiene la presión alta, tome 100 miligramos
de ácido lipóico dos veces al día.

Complejo de Vitaminas B

Las vitaminas B_{12}, B_6 y el ácido fólico juegan un
papel vital en proteger sus vías sanguíneas contra las
sustancias tóxicas.

Esto funciona así: La homocysteína es un aminoácido muy tóxico. Ella crea tremendas cantidades de
radicales libres que causan grandes daños en sus
paredes arteriales, abriendo así la puerta a coágulos
de sangre y arterioesclerosis.

Normalmente, su cuerpo convierte esta peligrosa
sustancia en otros aminoácidos beneficiosos, ya sea
metionina o cysteína. Pero si usted no recibe suficiente ácido fólico, B_{12} y B_6 a través de lo que come o
tomando suplementos, entonces su cuerpo no puede
seguir convirtiendo la homocysteína en los no-tóxicos
aminoácidos metionina y cysteína. Cuando la homocysteína se acumula en su cuerpo, se vuelve extremadamente tóxica para sus conductos sanguíneos. Ahí es
que los suplementos pueden ayudar.

Para volver sus niveles de homocysteína a lo normal, tome diariamente:

- 800 mcg. de ácido fólico
- 50 mcg. de B_{12}
- 50 mg. de B_6

Esas dosis de vitaminas del complejo-B se encuentran en la mayoría de las fórmulas de multivitaminas.

Arginina

La arginina es un aminoácido que su cuerpo necesita para fabricar el gas óxido nítrico. ¿Por qué es eso importante? Bien, el óxido nítrico es importante por un número de razones. Este gas es producido por las células endoteliales, que son las células que recubren las arterias. El óxido nítrico es un poderoso vasodilatador que baja la presión en la sangre al relajar las células de músculo liso de las arterias. También evita que las células se adhieran a las paredes arteriales. Su cuerpo fabrica su propio óxido nítrico del aminoácido arginina.

Tome 1000-2000 miligramos de arginina tres veces al día para bajar la presión sanguínea con efectividad. Tómelos con una pequeña cantidad de carbohidratos, y evite comer carnes u otras proteínas ya que interfieren con su absorción.

Apio

El apio es una verdadera alternativa natural en el tratamiento de la alta presión sanguínea. Este maravilloso vegetal contiene una sustancia que baja la presión. De hecho, en los animales, la baja de un 12 a un 14%. También baja el colesterol por cerca de un 7%.

Yo receto cuatro espigas de apio al día a mis pacientes hipertensos. Eso sólo ha sido responsable de bajar la presión a niveles normales en muchos de mis pacientes.

Ajo y cebollas

Usted también puede vencer la hipertensión suplementando su dieta con ajo y cebollas. El ajo contiene adenosina, que es un relajante de los músculos lisos capaz de bajar la presión.

En un estudio de dieciséis semanas, se les dio 600 miligramos de ajo, tres veces al día, a unos cuarenta pacientes con hipertensión suave. Al final de cuatro semanas, ellos experimentaron una baja de 10% en la presión sistólica, y al final de las dieciséis semanas, esta baja en la presión sistólica había caído hasta un sorprendente 19%. [2]

Usted puede suplementar su dieta con ajo de varias maneras. Por supuesto, usted puede comer ajos frescos o ajo en jugo, aceite o polvo. Pero si a usted no le gusta mucho el sabor del ajo, puede comprar tabletas de ajo.

Comer uno o dos dientes de ajo crudos al día es usualmente efectivo. Las tabletas deben contener al menos 400 miligramos de ajo. Usted debe tomar una tableta, tres veces al día.

Minerales críticos

Por más de veinte años, se le ha advertido a los norteamericanos a que limiten el sodio en sus dietas. Numerosos estudios confirman que una dieta baja en sodio ayuda a bajar la presión, sobretodo si usted es "sensitivo al sodio". [3]

El sodio controla la cantidad de fluido fuera de las

células y regula el balance del agua en el cuerpo y el volumen de sangre. Sus riñones regulan la cantidad de sodio en su cuerpo. Cuando su nivel de sodio es bajo, sus riñones comienzan a conservar el sodio. Cuando los niveles son altos, sus riñones descargan el exceso de sodio a través de la orina.

La sal es la fuente más común de sodio. Está compuesta de aproximadamente un 60% de cloruro y un 40% de sodio.

Su cuerpo necesita cerca de 500 miligramos de sodio cada día, lo que aproximadamente equivale a un cuarto de cucharadita de sal. Pero los norteamericanos consumen entre 3000 y 4000 miligramos diarios.

Mucho sodio hace que el cuerpo retenga agua, así que su volumen de sangre aumenta. Este mayor volumen de sangre fuerza entonces al corazón a trabajar más fuertemente, lo que causa una mayor resistencia en las arterias, que a su vez produce alta presión sanguínea.

El poder del potasio

El potasio es otro mineral que ayuda a bajar la presión de la sangre. También ayuda a mantener los niveles de sodio en cantidades aceptables. Por eso comer alimentos altos en potasio, como frutas frescas y vegetales, pueden ayudarle contra la alta presión sanguínea.

Busque estos alimentos altos en potasio cuando vaya de compras:

- Frijoles (especialmente de lima o de soya)

- Tomates
- Ciruelas
- Aguacates
- Plátanos dulces
- Melocotones
- Melones

Un tipo de alga marina llamada "dulse" es también muy alta en potasio. ¡En un sexto de taza hay más de 4000 miligramos de potasio! Usted puede encontrar dulse en su tienda preferida de alimentos de salud.

El magnífico magnesio

El magnesio es vital para una presión sanguínea saludable y un sistema cardiovascular robusto. Este poderoso mineral está relacionado con más de 325 reacciones enzimáticas diferentes. Si su cuerpo está deficiente de magnesio, usted podría estar predispuesto a desarrollar hipertensión, arritmias y otras condiciones cardiovasculares. El "magnífico magnesio" literalmente dilata las arterias, disminuyendo la presión sanguínea.

¿Es usted deficiente en magnesio?

Muchos norteamericanos son, descuidadamente, deficientes en magnesio. De hecho, es una de las más comunes deficiencias en el país, especialmente en las personas mayores.

¿Por qué? Bebemos mucho café y alcohol, y comemos muchas comidas procesadas, todo lo cual roba este importante mineral de nuestro cuerpo. Por esta razón, yo recomiendo fuertemente el tomar un suplemento de magnesio.

Tome 400 miligramos, una o dos veces a día, de alguna forma compuesta de magnesio como el glycinato de magnesio, aspertato de magnesio o citrato de magnesio.

Las fuentes comunes de magnesio incluyen las nueces y las semillas, los vegetales de hoja verde, las legumbres y los granos enteros. Advierto, sin embargo, que mucho magnesio causa diarrea.

El increíble calcio

¿Sabía usted que el calcio es el mineral más abundante en su cuerpo? El calcio es críticamente importante para mantener el balance entre el sodio y el potasio y regular la presión arterial.

Usted puede aumentar la cantidad de calcio en su dieta comiendo los siguientes alimentos, ricos en calcio:

- Almendras
- Leche descremada
- Quesos de leche descremada
- Yogur bajo en grasa
- Semillas de girasol
- Soya
- Perejíl
- Requesón, bajo en grasa

O puede tratar tomando un suplemento diario de calcio. Tome 500 miligramos, dos veces al día, de algún compuesto de calcio.

Un coctel rompe-estrés

Finalmente, los suplementos son poderosos en romper el estrés. Como usted sabe, el estrés es un factor principal en la presión sanguínea alta. Más adelante miraremos más de cerca la relación entre el estrés y la presión alta. Por ahora, he aquí una lista de muy buenos suplementos que pueden reducir el efecto dañino del estrés en su sistema cardiovascular.

Un suplemento multivitamínico/multimineral

Tome diariamente un suplemento multivitamínico y multimineral bueno.

Complejo B

También recomiendo una vitamina de Complejo B.

Ginseng coreano

Tome 250 miligramos de gingseng coreano, dos o tres veces al día.

DHEA

Los hombres, tomen 50 miligramos de DHEA, una o dos veces al día. Haga que su doctor verifique sus niveles de DHEA y de PSA antes de comenzar.

Pregnenolone

Las mujeres, tomen de 30 a 100 miligramos de pregnenolone, una o dos veces al día.

Phosphatidyl serine

El phosphatidyl serine es un aminoácido que ayuda a bajar los niveles de cortisol. Tome 100 miligramos, de una a tres veces al día.

Usted también puede tratar fórmulas adrenaglandulares. Este suplemento le ayuda a restablecer la función adrenal.

Si usted continúa sintiéndose abatido o abatida por el estrés, sea evaluado por un médico. El estrés excesivo está relacionado a veces con la depresión crónica y la ansiedad crónica.

Las maravillas del agua

Créalo o no, el mejor nutriente que usted puede tomar para controlar su presión es el agua.

Cuando su cuerpo está falto de agua, el volumen de agua en cada célula se reduce, lo que afecta cuán eficientemente los nutrientes y los desechos son transportados. Lo que sucede al final es que nuestras células no reciben suficientes nutrientes y acaban teniendo muchos desechos acumulados en ellas.

En adición, cuando usted no tiene agua suficiente, sus riñones absorben más sodio. Después que usted bebe fluidos, este sodio, a su vez, atrae y retiene más agua, haciendo que aumente el volumen de la sangre, lo que causa que su presión aumente.

Si usted no bebe suficiente agua por mucho tiempo, su cuerpo comenzará a hacer ciertos ajustes para mantener la sangre fluyendo a su cerebro, corazón, riñones, hígado y pulmones. La sangre será desviada de los tejidos menos importantes y enviada hacia los órganos vitales. Su cuerpo desvía el agua al estrechar las arterias pequeñas que conducen a los tejidos menos esenciales. En otras palabras, su cuerpo comenzará un programa de racionamiento de agua para asegurarse que suficiente sangre llegue a los órganos vitales primero.

> Mas la roca de mi corazón y mi porción es Dios para siempre.
> —*Salmo 73:26*

Piense en esto de la siguiente manera: Cuando usted aprieta una manguera de agua, ya sea doblándola o poniendo su dedo sobre la salida del agua, ¿qué sucede? La presión detrás del bloqueo aumenta dramáticamente, ¿no es cierto? Sus arterias se comportan igual. Por lo tanto, el aumentar su consumo de agua ayuda a que se abran sus arterias y ayuda a prevenir que aumente la presión sanguínea.

Muchas veces se le da medicamentos a un individuo con presión alta cuando todo lo que realmente necesita es un vaso de agua. Cuando la hipertensión se detecta tempranamente, simplemente beber dos o tres litros de agua filtrada al día, es usualmente suficiente para bajarla a lo normal.

Lo que es aún peor que medicar a una persona que sólo necesita agua, es darle un diurético a ese individuo, algo que sucede con frecuencia.

Ocho vasos de agua al día mantienen alejada la presión alta

Si usted tiene la presión alta, beba de ocho a doce vasos de agua filtrada diariamente. El mejor momento para beberla es media hora antes de las comidas y dos horas después de las comidas. Sin embargo, si usted tiene enfermedades en los riñones o un corazón débil, necesitará limitar su consumo de agua. Usted debe estar bajo el cuidado de un médico.

Medicamentos para la hipertensión

La mejor manera de controlar su presión sanguínea es haciendo cambios en su dieta y estilo de vida, aumentar su consumo de agua, tomar suplementos nutricionales y minerales, reduciendo el estrés y bajando de peso. Pero si haciendo todo lo anterior usted encuentra que su presión es todavía elevada, usted puede necesitar medicinas. Tenga en cuenta, sin embargo, que todas las medicinas hipertensivas pueden causar efectos secundarios. Cerca de veinte millones de norteamericanos toman hoy medicinas para bajar su presión. Es sumamente importante trabajar con su doctor y encontrar una medicina que sea la correcta para usted.

Adicionalmente, si usted tiene alta la presión arterial, le recomiendo que visite a un médico nutricionista – sea doctor en medicina y nutricionista, doctor en osteopatía o un naturópata que pueda usar reducción de estrés, control del peso, terapia nutricional, ejercicio aeróbico y un consumo adecuado de agua como principales terapias para controlar la hipertensión.

Conclusión

Los suplementos, los nutrientes, el agua, la reducción de estrés, la dieta, el cambio de estilo de vida y la reducción de peso pueden fortalecer eficazmente su cuerpo contra los daños de la presión alta. Pero su fuente de fortaleza más grande es el propio Dios. La Biblia dice que aquellos que miran hacia Él en busca de fuerza no se arrepentirán. "Bienaventurado el hombre que tiene en ti sus fuerzas, en cuyo corazón están tus caminos…irán de poder en poder", (Salmo 84:5, 7).

¿Le gustaría sentirse como si recibiera poder tras poder, destruyendo cada obstáculo que encuentra, con el poder y fuerza de Dios? Si es así, busque siempre en Dios su fortaleza, su sabiduría y comprensión. Como el Creador de su muy especial cuerpo, Él le guiará hasta los suplementos, nutrientes y todo lo demás que su cuerpo necesite para bajar su presión sanguínea y vivir con fortaleza más allá de los años que nos han prometido a todos.

> No me deseches en el tiempo de la vejez; Cuando mi fuerza se acabare, no me desampares.
> —*Salmo 71:9*

UNA ORACIÓN DE CURA BÍBLICA PARA USTED

Amado Dios, Te doy gracias por haberme creado para ser objeto de tu gran amor y afecto. Sé mi fuerza cada día de mi vida y déjame vivir para ir de fortaleza en fortaleza. Gracias por ser un escudo protector de mi vida y mi salud. Gracias por proveerme de fuerza y ayuda para mi cuerpo. Levanto mi oración en busca del poder de la disciplina para ser fiel a toda la sabiduría que Tú me estás enseñando a través de este librito. Amén.

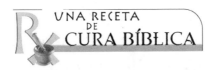

UNA RECETA
DE
CURA BÍBLICA

Describa los cambios que usted planea hacer después de leer este capítulo.

_____

_____

_____

_____

La Biblia dice que Dios es su protector y su escudo. ¿Cómo aplica eso personalmente a su propia situación de presión sanguínea?

_____

_____

_____

_____

¿Cree usted que Dios sana? ¿Por qué?

_____

_____

_____

_____

_____

Capítulo 5

Desarrollando fuerza a través de una fe dinámica

Me gustaría compartir con usted uno de los versículos más poderosos de la Biblia. Dice: "Porque los ojos de Jehová contemplan toda la tierra, para mostrar su poder a favor de los que tienen corazón perfecto para con él", (2 Crónicas 16:9).

Lo que esto significa es: Cuando usted compromete su corazón a Dios, Él está siempre buscando maneras de hacerlo más fuerte – y Él tiene la tierra entera a su disposición. Esto es importante porque significa que usted puede confiar en que Dios fortalecerá su cuerpo y su vida, aún contra un asalto físico de presión sanguínea alta.

Dios se fija hasta en los pájaros. La Biblia dice: "¿No se venden cinco pajarillos por dos cuartos? Con todo, ni uno de ellos está olvidado delante de Dios…Pues aún los cabellos de vuestra cabeza están todos contados. No temáis pues; mas valéis vosotros que muchos pajarillos", (Lucas 12:6-7).

Ni siquiera un pequeño pajarillo vuela en el cielo que Dios no proteja. Si El los ve y cuida en cada una de sus necesidades, ¿cuánto mucho más cuidará El de usted? Él atiende cada una de sus necesidades – las de su cuerpo, las de su mente y las de su espíritu.

> Y por su llaga fuimos nosotros curados.
> —Isaías 53:5

Tener fe en el inquebrantable amor de Dios por usted es la cura bíblica final para liberarlo de la alta presión sanguínea.

Antes que miremos más de cerca este punto, quiero tomar un momento para discutir lo que es la fe.

Mucha gente piensa que la fe es un poder misterioso que unos tienen y otros no. Eso no es cierto. La fe no es nada más que escoger creer en Dios y tomarle Su Palabra – la Biblia. La fe en acción es escoger el creer a Dios sin importar lo que digan las circunstancias, sin importar lo que sus sentimientos y emociones digan, sin importar lo que digan sus amigos. La fe mira más allá del entorno natural y toca lo sobrenatural cuando ella escoge creer. ¡Es simple en realidad!

Fe para todo lo que le concierne

Algunas personas piensan que pueden tener fe en su salvación, pero que fuera de eso, Dios los ha dejado solos. Pero si Dios atiende profundamente a un pequeño pájaro, y si ha numerado todos los cabellos de su cabeza, ¿cree realmente que Él no se preocupa por sus problemas de salud? Por supuesto que lo hace. ¡Él se preocupa grandemente por todos ellos – incluyendo su presión arterial alta!

Yo creo que por eso es que Dios me ha llevado a escribir este y otros libros de Cura bíblica. Porque

Dios verdaderamente cuida profundamente de usted y su salud. Es un maravilloso Creador que creó su cuerpo para que le funcione bien. También desea que tenga la sabiduría necesaria para mantenerlo funcionando bien por largo tiempo. Buena salud – ese es el plan de Dios para usted porque le ama. ¡Nunca olvide que usted es la niña (o) de Su ojo! El inclusive desea sobre todas las cosas que usted prospere y esté en salud, mientras su alma prospera (vea 3 Juan 2).

El amor de Dios y su salud

Entender el amor de Dios por usted puede tener un gran impacto sobre su salud. Cuando usted realmente comience a confiarle a Dios todos los detalles de su vida, usted comenzará a descubrir una paz en su vida que tiene muchos poderosos beneficios para su alma, su mente, y sí, para su salud. Cuando usted sabe cuanto lo quiere Dios, usted descansará de las angustias y preocupaciones de la vida. No sólo será más feliz, sino que estará mucho más saludable. Esto, porque el estrés tiene un profundo impacto negativo sobre usted, especialmente sobre su presión arterial. Echemos un vistazo.

El estrés y su salud

El estrés puede subir la presión. El Dr. Hans Selye argumenta que hay dos tipos de estrés – eustrés y distrés.[1] El eustrés es un estrés bueno, como el enamorarse, algo que motiva e inspira. El distrés es un estrés malo y puede ser de corta duración o crónico. El Dr. Selye observó que si una situación se percibe como muy buena o muy mala, se crean demandas sobre la mente y el cuerpo para que se adapten de acuerdo a la situación.

No todos los estrés son malos, y algún grado de estrés es actualmente necesario para mantenerse sano. Pero el estrés se vuelve crónico y es muy detrimental a nuestros cuerpos cuando creemos que hemos perdido el control y nos damos por vencidos. Algunos eventos de la vida que pueden causar estrés crónico son:

- Enfermedades inesperadas
- Accidentes
- Divorcio o separación
- Pérdida de trabajo
- Pleitos legales
- Problemas económicos

En realidad, cualquier tipo de estrés que produzca las siguientes emociones cualifican como estrés crónico:

- Sentimientos de pérdida
- Desajustes emocionales
- Hostilidad
- Dolor por luto
- Ansiedad crónica
- Desesperación
- Derrota

El estrés crónico ha sido relacionado directamente con una vasta variedad de enfermedades, incluyendo la presión alta, enfermedades del corazón, cáncer, disminución del sistema inmunológico, fatiga crónica, dolores de cabeza, insomnia, depresión y ansiedad.

La furia crónica y la depresión que frecuentemente acompañan al estrés crónico aumentan sus riesgos de ataques al corazón y derrames. El Dr. Selye experimentó con ratas usando diferentes estímulos estresantes como descargas eléctricas y temperatura fría. Al hacer esto descubrió que si el estrés se mantenía el tiempo suficiente, el cuerpo pasaba por tres etapas. Las etapas incluían la etapa de alarma, la etapa de resistencia y la etapa de extenuación.

Primera etapa: Alarma

A principios de los 1900s, el Dr. Walter Cannon de la Universidad de Harvard fue el primero en usar la frase "reacción de pelea-o-escape". Ella se conoce hoy como la reacción de estrés, que es una especie de complicado y elaborado sistema de alarma de emergencia que Dios ha creado en su cuerpo. Realmente es una reacción de supervivencia colocada en nosotros por Dios para nuestra protección.

La reacción de pelea-o-escape comienza en el hipotálamo, que es un área del cerebro responsable por la supervivencia. Cuando usted se encuentra en una situación peligrosa, como al ser atacado por un oso, su Hipotálamo ordena a su glándula pituitaria que segregue una hormona que a su vez activa las glándulas adrenales. Estas segregan adrenalina, que es epinefrina. Estoy seguro que usted ha oído alguna vez de alguien que estaba 'funcionando con adrenalina'. A esto se refería esa persona.

Esta reacción de pelea-o-escape causa cambios masivos. Su cuerpo entero se pone en alerta máxima.

- Sus músculos se contraen y tensan
- Sus latidos del corazón aumentan
- Sus conductos sanguíneos se contraen
- Su presión arterial sube
- Su respiración se hace más profunda y rápida
- Aumenta la sudoración
- La sangre se desvía fuera del estómago, así que la digestión se demora o detiene
- Se inyecta azúcar en el torrente sanguíneo para tener energía adicional
- Las grasas suben en la sangre
- Se estimula la glándula tiroides
- Se segrega menos saliva
- El cerebro se pone más alerta
- La percepción sensorial se agudiza

Esta reacción de alarma puede salvar su vida. Si usted encuentra una serpiente venenosa mientras camina en el campo, usted es capaz de correr a sitio seguro. Si usted está de campamento y es atacado por un oso, usted puede escapar y sobrevivir. Este increíble sistema de alarma le permite escapar del desastre al segregar esas potentes hormonas que le producen una tremenda fuerza y energía.

Todos hemos oído la historia de la abuela que pudo levantar el auto que había caído sobre su esposo al resbalar el gato hidráulico. Aunque parezcan fantásticas, esas historias son ciertas. Ellas revelan el poder de este increíble sistema de estrés que responde al peligro.

Yo personalmente tuve una paciente que fue asaltada dentro de su auto. Mientras era llevada a un sitio remoto, ella saltó del auto mientras éste corría, y escapó a sitio seguro. Esta reacción de supervivencia que Dios ha colocado en nosotros para protegernos trabaja igual que un engranaje de transmisión en un auto. Nos capacita con una explosión de poder y fuerza casi sobrehumana para que podamos sobreponernos a la adversidad, peleando o escapando.

El problema del estrés moderno

Este poderoso sistema de defensa nos sirvió bien una vez. Llevó a nuestros ancestros a cruzar las praderas, a sobrevivir ataques de enemigos, plagas, desastres naturales y los ayudó a forjar esta tierra en la nación civilizada que hoy disfrutamos.

Pero la vida moderna es muy diferente. Los ataques modernos no vienen de animales salvajes o tribus hostiles. Los ataques que amenazan nuestras vidas hoy vienen de enemigos psicológicos y del estrés emocional, que no son menos reales que los osos salvajes que atacaron a nuestros ancestros. Pero la naturaleza del estrés moderno impone un reto a nuestros cuerpos.

El estrés piscológico y emocional moderno es mucho más constante y continuo que el ataque ocasional de un oso. Las acciones de pelear o escapar hubieran ayudado a disipar la reacción de alarma al quemar los químicos del estrés y los azúcares y las grasas que se inyectaron en el torrente sanguíneo. Sin embargo, cuando la reacción de alarma ante el estrés psicológico o emocional ocurre continuamente durante todo el día, nuestro cuerpo es bombardeado con potentes químicos de estrés que no tienen válvula de escape.

Segunda etapa: Resistencia

Si la reacción de alarma del cuerpo se vuelve más y más frecuente, conduce a la segunda etapa del estrés, que se conoce como la etapa de resistencia. Ella es otra reacción de supervivencia colocada en nosotros por Dios para ayudarnos a sobrevivir sin una nutrición adecuada, como en momentos de hambruna, guerra o plagas.

En 2 Reyes 25:1-4, leemos sobre la captura de Babilonia a los Judíos, que duró un año y medio. Durante ese tiempo, el pueblo estuvo sin alimentos. Esos antiguos ciudadanos de Jerusalén experimentaron esta segunda etapa de reacción de supervivencia. La reacción comienza cuando el individuo percibe que él, o ella, ha perdido el control. En la vida moderna, se ve cuando una persona encuentra un estrés financiero considerable que no tiene salida, pierde un trabajo, se divorcia o separa, u algún otro evento traumático donde la persona percibe una pérdida de control a largo plazo.

Preparándose a sobrevivir

Recuerde que durante esta segunda etapa, su cuerpo cree que usted se enfrenta a una crisis larga, como guerra, hambruna o sequía. El cuerpo comienza ahora a enviar fuertes señales a todos sus sistemas para darle a usted una mejor oportunidad de sobrevivir, sin importar las circunstancias.

¿Qué pasa entonces en esta etapa?

- Su hipotálamo se estimula.
- Eso, a su vez, estimula la glándula pituitaria.
- Se dispara un prolongado aumento de producción de las hormonas cortisol y adrenalina.
- El cortisol baja la sensibilidad de los centros cerebrales a las inhibiciones de retroinformación.
- Eso conduce a una elevación más prolongada de los niveles de cortisol.
- Se eleva el nivel de azúcar.

Con el tiempo, según se eleva el nivel de azúcar, puede ocurrir una resistencia a la insulina, lo que causa diabetes Tipo 2. También conduce a niveles elevados de las grasas en la sangre, como los triglicéridos y el colesterol y a una mayor acumulación de grasa, especialmente en la cintura, lo que conduce a la obesidad con "forma-de-manzana".

La etapa de resistencia también lleva al aumento de proteínas que causan deterioro muscular, especialmente en los brazos, piernas y otros grupos de músculos grandes. En ese punto su sistema inmunológico puede comenzar a fallar al ir decayendo rápidamente los niveles de células inmunes.

Durante la etapa de resistencia, el prolongado aumento de adrenalina y cortisol causan una pérdida de magnesio, potasio y calcio. Estos minerales son extremadamente importantes para el control de la presión de la sangre. Sin ellos, la presión usualmente permanece elevada. Mientras los niveles de cortisol y adrenalina permanezcan elevados, pueden surgir la hipertensión y enfermedades del corazón.

Tercera etapa: Extenuación

Según el cuerpo activa el sistema nervioso simpático por un período de tiempo tan largo, sin darle descanso, eventualmente las glándulas adrenales se vacían. Las dos poderosas hormonas que empezaron y sostuvieron este proceso por tanto tiempo comienzan a quedarse vacías. Y los niveles de cortisol y adrenalina comienzan a bajar.

Cuando su cuerpo no puede más

Su cuerpo lanzó y sostuvo todos sus recursos por un largo tiempo. Ahora simplemente comienza a desgastarse – y a veces puede gastarse muy rápido. Mírelo de esta manera: Imagínese entrando a su auto y presionando el acelerador hasta el piso por horas, mientras el auto está parado con el motor andando. No hay dudas que esto le costaría caro al motor. Ahora piense que le pasaría al motor si usted mantuviese esto durante días o semanas. No pasaría mucho tiempo sin que el motor comience a romperse en formas significativas.

Cuando su cuerpo es forzado a enfrentarse por un tiempo largo sostenido a la tormenta bioquímica causada por el estrés, sucede lo mismo – su una vez robusto y poderoso cuerpo, que fue diseñado para durar por muchos, muchos años, comienza a fallar prematuramente.

Si usted es una persona con estrés en la tercera etapa de extenuación, esto es lo que puede esperar. Usted puede comenzar a sufrir hipoglicemia, que es un nivel bajo de azúcar. En adición, una absorción pobre de grasas y proteínas en su cuerpo conduce a la pérdida de masa muscular.

Con el tiempo, su sistema inmunológico se agotará, y usted comenzará a experimentar algunos de los síntomas siguientes:

- Alergias

- Inflamación y dolor en las coyunturas
- Menor resistencia a infecciones
- Fatiga severa
- Ansiedad
- Irritabilidad
- Problemas de memoria

Durante esta etapa usted puede ser muy susceptible a infecciones (bacteriales o virales, como la sinositis crónica y la bronquitis o faringitis recurrente), alergias (ambientales o a alimentos), enfermedades autoinmunes (como la artritis reumatoide, lupus, tiroiditis y esclerosis múltiple) y al cáncer. Sus sistemas de órganos pueden también comenzar a fallar durante esta etapa.

Tratando el estrés moderno desde las raíces

Como el estrés de hoy en día tiene generalmente un gran componente psicológico y emocional, ponerlo bajo control para que no llegue a recargar los sistemas de órganos del cuerpo, requiere atacarlo de raíz.

El estrés de largo tiempo nace de la percepción de que usted ha perdido el control. Por lo tanto, para manejar el estrés es bien importante que usted desarrolle una sensación de control sobre su vida. Hay estudios que han demostrado que individuos con excesivo estrés en sus trabajos tienen más hipertensión. [2]

Pero no es realmente por el estrés. Dos personas pueden enfrentarse a las mismas circunstancias, y uno puede ser abatido por el estrés, mientras el otro permanece completamente despreocupado. No es en realidad el estrés del trabajo, sino la percepción de haber perdido el control, lo que causa que la presión arterial suba.

El poder de la Palabra de Dios sobre el estrés

Usted es mucho más que un cuerpo – usted es cuerpo, mente, emociones y espíritu. Y yo he aprendido que para poderlo tratar con efectividad, debo poner atención a todas sus necesidades: físicas, mentales, emocionales y espirituales. Ya que el estrés se arraiga en la percepción de pérdida de control, renovar su mente con la Palabra de Dios arrancará el estrés desde las raíces. En otras palabras, el estrés comienza en la mente, y la Palabra de Dios tiene el poder de escudar, proteger y reforzar la mente contra el poder del estrés.

La Biblia es mucho más que una sabia historia. Contiene palabras vivas de verdad y poder dichas por un Dios viviente que lo

> Él sana a los quebrantados de corazón, Y venda sus heridas.
> —*Salmo 147:3*

ama a usted y añora verlo caminar en salud y total realización. Aquí encontrará algunos versículos de la Palabra viva de Dios para usted. Lo insto a que piense, medite y ore sobre ellos, los memorice, y ¡más importante aún, que escoja creer en ellos!

Cuando se sienta con estrés busque Gálatas 5:16-26

para ayudarlo a tomar control de sus pensamientos.

Y le aconsejo que viva según su nueva vida en el Espíritu Santo. Así no estará haciendo lo que su naturaleza pecadora desea. A la vieja naturaleza pecadora le encanta hacer el mal, que es lo opuesto de lo que desea el Espíritu Santo. Y el Espíritu nos da deseos que son opuestos a lo que la naturaleza pecadora desea. Estas dos fuerzas están constantemente peleando entre sí, y sus selecciones nunca están libres de este conflicto. Pero cuando usted está siendo dirigido por el Espíritu Santo, usted ya no está regido por esa ley.

Cuando se siguen los deseos de la naturaleza pecadora, las vidas producen estos malignos resultados: inmoralidad sexual, pensamientos impuros, deseo de placer lujurioso, idolatría, participación en actividades demoníacas, hostilidad, peleas, celos, explosiones de furia, ambición egoísta, divisiones, el sentimiento de que todos están equivocados excepto aquellos en su pequeño grupito, envidia, borracheras, fiestas descontroladas, y otras clases de pecado. Déjeme decirlo de nuevo, como ya hice, cualquiera viviendo este tipo de vida no heredará el Reino de Dios.

Pero cuando el Espíritu Santo controla nuestras vidas, él produce este tipo de fruto en nosotros: amor, felicidad, paz, paciencia, nobleza, bondad, fidelidad, ternura y auto-control. Aquí no hay conflicto con la ley.

Aquellos que pertenecen a Cristo Jesús, han clavado las pasiones y los deseos de sus naturalezas pecadoras en sus cruces y allí las han crucificado. Si estamos viviendo ahora en el Espíritu Santo, sigamos la dirección del Espíritu Santo en cada parte de nuestras vidas. No seamos presumidos, ni nos irrite-mos los unos a los otros, o seamos celosos los unos del otro.

Controlando cada pensamiento

La Biblia nos promete que podemos controlar cada pensamiento ansioso, preocupado o temeroso. No tenemos que dejar al estrés ganar el juego en nuestras mentes.

Aquí tiene un poderoso versículo para leer en alta voz cuando el estrés comience a asaltar sus pensamientos:

> Derribando argumentos y toda altivez que se levanta contra el conocimiento de Dios, y lle-vando cautivo todo pensamiento a la obe-diencia a Cristo.
>
> — 2 Corintios 10:5

Usted ha luchado contra los pensamientos de estrés con la Palabra de Dios. Ahora debe llenar su mente con los pensamientos de Dios para protegerla con el poder de la paz de Dios. Este es un importante verso para memorizar y obedecer.

> Por lo demás, hermanos, todo lo que es ver-
> dadero, todo lo honesto, todo lo justo, todo
> lo puro, todo lo amable, todo lo que es de
> buen nombre; si hay virtud alguna, si algo
> digno de alabanza, en esto pensad.
>
> —Filipenses 4:8

En adición a pensar sobre lo que es puro, bello y honesto, le insto también a que empiece a memorizar versículos.

Escriba los siguientes versos en tarjetas y llévelos con usted durante el día. Sáquelos y léalos a la hora de almuerzo, cuando hace una fila o cuando viaja en bus. Usted encontrará que ellos vienen a su memoria en momentos importantes y le ayudarán a proteger su mente del estrés.

> Nunca se apartará de tu boca este libro de la
> ley, sino que de día y de noche meditarás en
> él, para que guardes y hagas conforme a
> todo lo que en él esta escrito; porque enton-
> ces harás prosperar tu camino, y todo te sal-
> drá bien.
>
> — Josué 1:8

> Porque cual es su pensamiento en su cora-
> zón, tal es él.
>
> — Proverbios 23:7

> Haya, pues, en vosotros este sentir que hubo
> también en Cristo Jesús.
>
> — Filipenses 2:5

> Tu guardarás en completa paz a aquél cuyo
> pensamiento en ti persevera; porque en ti ha
> confiado.
>
> — Isaías 26:3

> No os conforméis a este siglo, sino transforma-
> os por medio de la renovación de vuestro
> entendimiento, para que comprobéis cuál sea
> la buena voluntad de Dios, agradable y perfecta.
>
> — Romanos 12:2

Domando el poder de la fuerza

Además de tomar control de su mente, usted debe
también empezar a domar su lengua. Esto puede
parecer imposible al principio, pero no lo es. La
Palabra de Dios también tiene poder para ayudarle a
que empiece a hablar sólo aquellas cosas que usted
después no se arrepienta de haber dicho.

Los pensamientos y las palabras están conectadas
muy de cerca. La Biblia dice que la lengua es como un
fuego o un mundo de iniquidad. Igual que un fuego,
las palabras pueden crear un estrés destructivo que
consuma todo a su alrededor.

Para poder mantener su mente libre de estrés,
usted debe cesar de permitir que sus palabras sean
los vehículos en los que viajen los pensamientos cau-
santes de estrés.

Aquí hay unos versículos poderosos para que
usted memorice:

Porque de la abundancia del corazón habla
la boca.

— Mateo 12:34

De toda palabra ociosa que hablen los hombres, de ella darán cuenta en el día del juicio.

— Mateo 12:36

Ninguna palabra corrompida salga de vuestra boca.

— Efesios 4:29

La muerte y la vida están en poder de la
lengua.

— Proverbios 18:21

El poder del perdón

Yo he descubierto que el estrés puede anclarse en
el alma de una persona a través de los resentimientos,
rencores viejos y sentimientos heridos. Muchas personas guardan rencores escondidos, amarguras, miedo,
odio, abandono, vergüenza, falta de perdón y otras
emociones negativas de las que ni siquiera se dan
cuenta.

Estas emociones ocultas pueden
causar estrés en su mente y subir su
presión arterial. Este tipo de estrés

> En tu presencia
> hay plenitud
> de gozo.
> —*Salmo 16:11*

es imposible de remover excepto a través del poder
del perdón. Las Escrituras dicen, "...no se ponga el
sol sobre vuestro enojo", (Efesios 4:26). En otras
palabras, deje ir el enojo y perdone, porque si no lo
hace, él eventualmente se convertirá en una emoción

oculta, subirá su presión y creará caos en su cuerpo.

Le aliento a que revise dentro de su corazón ahora mismo. ¿Hay personas en su vida a las que no ha perdonado? ¿Flotan hacia la superficie de sus pensamientos recuerdos de viejas heridas cuando se tropieza con ciertos individuos? ¿Le han herido en el pasado algunas personas en maneras que usted ha enterrado, pero que realmente no ha analizado?

Tome una decisión ahora mismo, en este preciso momento, de soltar a todos y cada uno de ellos de la conexión que mantiene con ellos por la falta de perdón. Usted podrá decir, "Pero usted no tiene idea del mucho daño que esa persona me hizo. Esa persona destruyó mi vida".

Por eso exactamente es que usted debe perdonar a esa persona. La falta de perdón no castiga a quién le hizo daño; le castiga a usted a través del estrés y de todos sus destructivos ataques físicos y mentales. Usted puede liberarse del estrés causado por la falta de perdón, simplemente perdonando.

Cuando encuentro situaciones en mi propia vida en las que perdonar es necesario, pero difícil, yo simplemente reflexiono en como se sintió Cristo en la cruz. Él me perdonó y le perdonó a usted – pero Su perdón hacia nosotros fue de todo menos fácil. Pídale que lo ayude a perdonar. El nunca le fallará.

Es vital que usted aprenda a practicar el poder del perdón. Marcos 11:25-26 dice: "Cuando estéis orando, perdonad, si tenéis algo contra alguno, para que también vuestro Padre que está en los cielos os perdone a vosotros vuestras ofensas…porque si vosotros no perdonáis, tampoco vuestro Padre que está en los cielos os perdonará vuestras ofensas".

Hay estudios que demuestran que las personas que expresan su enojo tienden a tener la presión arterial más baja. Por esta razón, es muy importante que perdonemos y dejemos ir estas mortales emociones antes que ellas tengan una oportunidad de echar raíces y destruir su salud.

Caminando en el poder del amor

Uno de los más grandes poderes disponibles para usted es el poder del amor. Es verdaderamente sobrenatural y puede salvar aún la situación más amarga. La Biblia dice que el amor nunca falla (vea Corintios 13:8).

Cristo nos ha ordenado que caminemos en amor y disfrutemos el poder del amor en nuestras vidas: "Un mandamiento nuevo os doy: Que os améis unos a otros; como yo os he amado, que también os améis unos a otros…En esto conocerán todos que sois mis discípulos, si tuviereis amor los unos con los otros", (Juan 13:34-35).

El poder del amor puede liberarlo del miedo, donde muchas veces se arraiga el estrés.

> "En el amor no hay temor, sino que el perfecto amor echa fuera el temor."
>
> — 1 Juan 4:18

Dando amor

¿Se siente usted solo (a) y necesitando amor? Todos necesitamos amor. Usted puede que encuentre que una maravillosa manera de rodear su vida de amor es teniendo una mascota cariñosa. Cuando usted llegue del trabajo, siempre estará ahí, esperando, ansiosa de verle y siempre a su lado. Usted podrá encontrar que sosteniendo su cariñoso animal en su regazo se disolverá el estrés de su difícil día.

Cuando usted ama, no puede ser egoísta, porque el amor tiene que ser entregado. Y una de las mejores maneras de reducir su estrés es dar y recibir amor. Haga todos los esfuerzos posibles por entregar el puro amor de Dios. Abrace a su cónyuge o un amigo, agarre su niño de la mano, dele una palmadita de cariño a una persona mayor. Exprese frecuentemente el amor de Cristo, y pida a Dios por oportunidades para entregar Su amor a otros.

El regalo de la risa

Uno de los más grandes regalos que usted puede cultivar en su vida es el de la risa. Es imposible tener un corazón alegre mientras permanece lleno de resentimientos y enfado. Aprenda a practicar tener un corazón alegre. La Biblia dice que eso trabaja como una medicina: "El corazón alegre constituye buen remedio," (Proverbios 17:22).

La risa libera químicos en el cerebro que le pueden ayudar a aliviar el dolor y crear una sensación de bienestar. La risa también fortalece el corazón, pulmones y músculos. De hecho, Norman Cousins se refirió a la risa como "el trotar internamente". [3] Sólo veinte segundos de risa producen un intercambio de oxígeno equivalentes a unos veinte minutos de ejercicios aeróbicos.

Yo creo que la risa es la mejor medicina para aliviar el estrés y la hipertensión. Si usted está deprimido o con estrés, o si tiene la presión alta, aprenda a reír. Cultive la risa en su vida. Vea películas cómicas, mire programas de televisión que sean sanamente cómicos, haga chistes, consiga libros de chistes y lea la sección cómica del periódico. La risa es verdaderamente la mejor medicina para sobreponerse al estrés.

Conclusión

Confío en que para este momento usted haya comprendido que la hipertensión no es una sentencia de muerte. Yo creo que usted se sobrepondrá a la presión alta y pasará a desarrollar un nuevo estilo de vida, de muchas maneras.

Es muy importante seguir los principios de buena salud desarrollados por Dios. Pero es mucho más importante el conocer y seguir a Jesucristo. Si toda esta discusión sobre el amor de Dios le parece algo vago y distante a usted, me gustaría invitarle a que conozca a Cristo de una manera más personal. Todo lo que tiene que hacer es orarle a Él, pedirle perdón por sus pecados e invitarlo a que entre en su corazón y en su vida. Él esta muy cerca de usted ahora mismo. Está solamente a una oración de distancia. Conocerlo es el mayor privilegio y bendición que usted podrá experimentar jamás. ¿Por qué no ora conmigo ahora mismo?

UNA ORACIÓN DE CURA BÍBLICA
PARA USTED

Amado Jesús, me gustaría conocerte mejor, conocer el poder de tu amor y el de tu presencia en mi vida. Te doy mi corazón y mi vida, y te pido que perdones todos mis pecados. Enséñame a caminar a tu manera, según tu maravillosa sabiduría y todopoderosa gracia. Te doy gracias por haber muerto para salvarme y curarme. En tu nombre, Amén.

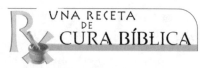

¿Cómo planea usted empezar a cultivar un corazón alegre? (circule una):

Leyendo libros cómicos

Haciendo chistes

Mirando películas cómicas

Todas las respuestas de arriba

Si usted dijo la oración pidiendo a Cristo en su corazón, escriba ahora su propia oración agradeciéndole haberlo salvado.

_____

_____

_____

_____

_____

_____

_____

_____

_____

Conclusión

Usted tiene ahora un poderoso plan para combatir la presión alta que envuelve a toda su persona – cuerpo, mente y espíritu. La sabiduría que usted ha recibido a través de este librito no es mía. Viene de Dios, de Su Palabra y del conocimiento que Él ha suministrado para ayudarle a vivir bien y saludable. Ahora esta cura bíblica le pertenece a usted.

Según usted comience a hacer cambios en su estilo de vida, nunca olvide el poder de la oración para cambiar su vida. Dios está siempre tan cerca como una oración hecha en susurro. Ore a menudo durante su día, pidiéndole a Jesús que le ayude en cada circunstancia. Él no le defraudará. Saque fuerzas de Su maravillosa Palabra cada día. Por fe yo creo que usted caminará en divina salud a partir de hoy. ¡Sus mejores días le esperan!

— Don Colbert, M.D.

Notas

CAPÍTULO 3

DESARROLLANDO FUERZA A TRAVÉS
DEL EJERCICIO Y CAMBIOS DE ESTILO DE VIDA

1. Colegio Americano de Medicina Deportiva, "Posición Hipertensión," Ejercicios Deportivos de Ciencia Médica 10 (1993): I-x

2. "La Actividad Física y la Salud: un Reporte del Cirujano General, Atlanta," Departamento de Salud y Servicios Humanos de Estados Unidos, Centros para Control y Prevención de Enfermedades, Centro Nacional para la Prevención de Enfermedades Crónicas y la Promoción de Salud (1996).

3. R. R. Pate et al., "Actividad Física y la Salud Pública", *Jornal de la Asociación Médica Americana* 273 (1995): 402-407

CAPÍTULO 4

DESARROLLANDO FUERZA A TRAVÉS DE SUPLEMENTOS NUTRICIONALES

1. M. J. Stampfer et al., "Consumo de Vitamina E y el Riesgo de Enfermedades Coronarias en la Mujer," *New England Journal of Medicine* 328 (1993) 1430.

2. O. S. de Santos et al., "Efectos de Preparaciones de Polvo de Ajo y Aceite de Ajo en los Lípidos de la Sangre, Presión Sanguínea y Bienestar," BR J Res 6 (1995): 91-100

3. F. C. Luft et al., "Consumo de Sodio e Hipertensión Esencial," Hipertensión 4(5) (1982): 14-19.

Capítulo 5
Desarrollando a través de una fe dinámica

1. Hans Selye, *El Estrés de la Vida* (New York: McGraw-Hill, 1956)

2. T. Pickering, "Tensión e Hipertensión", *Jornal de la Asociación Médica Americana* 370 (1993): 2494

3. Norman Cousins, *Anatomía de una Enfermedad según Percibida por el Paciente* (New York: Bantam, 1981).

El Dr. Don Colbert nació en Tupelo, estado de Mississippi. Estudió en la Escuela de Medicina Oral Roberts, de Tulsa, Oklahoma, donde recibió el título de Bachiller Universitario en Ciencias con especialidad en biología, además de su título de medicina. El Dr. Colbert realizó su interinato y residencia en el Florida Hospital de Orlando, estado de la Florida. Ha sido certificado para la práctica familiar, y ha recibido un extenso adiestramiento en medicina nutricional.

Si desea más información
acerca de la sanidad natural y divina,
o información acerca de
los ***productos nutricionales Divine Health***®,
puede comunicarse con el Dr. Colbert
en la siguiente dirección:

Dr. Don Colbert
1908 Boothe Circle
Longwood, FL 32750
Teléfono 407-331-7007

La página del Dr. Colbert en la web es
www.drcolbert.com

**La serie *La cura bíblica*
incluye los siguientes libros:**

La cura bíblia para el síndrome premenstrual
La cura bíblica para los dolores de cabeza
La cura bíblica para las alergias
La cura bíblica para perder peso y ganar músculo
La cura bíblica para la presión alta
La cura bíblica para el DDA y la hiperactividad
La cura bíblica para el cáncer
La cura bíblica para la acidez y la indigestión
La cura bíblica para la artritis
La cura bíblica para la depresión y la ansiedad
La cura bíblica para la diabetes
La cura bíblica para las enfermedades del corazón

C A S A
CREACIÓN

www.casacreacion.com
407.333.7117
800.987.8432

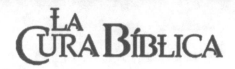

Notas

_____
_____
_____
_____
_____
_____
_____
_____
_____
_____
_____
_____
_____
_____
_____
_____
_____
_____
_____

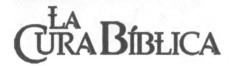

Notas

_____

_____

_____

_____

_____

_____

_____

_____

_____

_____

_____

_____

_____

_____

_____

_____

_____

_____

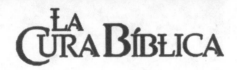

Notas

_____
_____
_____
_____
_____
_____
_____
_____
_____
_____
_____
_____
_____
_____
_____
_____
_____